Diego Cuadros Gutiérrez
Andrea Galeano
Laura Díaz Ortíz

Dosis estandarizada de hojas deshidratadas de Kalanchoe Daigremontiana

Diego Cuadros Gutiérrez
Andrea Galeano
Laura Díaz Ortíz

Dosis estandarizada de hojas deshidratadas de Kalanchoe Daigremontiana

Dosificación Estandarizada de Hojas de Kalanchoe Deshidratadas en cápsulas para uso seguro en tratamiento de Cáncer

Editorial Académica Española

Imprint
Any brand names and product names mentioned in this book are subject to trademark, brand or patent protection and are trademarks or registered trademarks of their respective holders. The use of brand names, product names, common names, trade names, product descriptions etc. even without a particular marking in this work is in no way to be construed to mean that such names may be regarded as unrestricted in respect of trademark and brand protection legislation and could thus be used by anyone.

Cover image: www.ingimage.com

Publisher:
Editorial Académica Española
is a trademark of
International Book Market Service Ltd., member of OmniScriptum Publishing Group
17 Meldrum Street, Beau Bassin 71504, Mauritius

Printed at: see last page
ISBN: 978-620-0-33978-2

TABLA DE CONTENIDO

LISTA DE TABLAS

Pág.

LISTA DE FIGURAS

Pág.

LISTA DE ANEXOS

LISTA DE GRAFICOS

Pág.

INTRODUCCIÓN

La relación que ha tenido el hombre desde sus inicios de la civilización con la naturaleza ha sido muy estrecha, ya que la humanidad ha sabido aprovechar los recursos que la naturaleza ha puesto a su disposición. De esta forma, los conocimientos empíricos heredados desde entonces se han ido acumulando poco a poco y en la actualidad podemos contar con ellos.

Las plantas medicinales poseen mecanismos de defensa los cuales pueden ser utilizados para realizar importantes funciones biológicas y para defenderse contra el ataque de los depredadores. Estos compuestos son los que ejercen una acción farmacológica que puede ser beneficiosa o en altas dosis, puede llegar a ser perjudicial al organismo vivo. [1]

Investigaciones sobre plantas medicinales han demostrado que existen numerosas especies que son una importante fuente de agentes eficaces anti cáncer, entre los que se encuentra el Kalanchoe daigremontiana. Más de la mitad de los medicamentos utilizados en ensayos clínicos para la actividad contra el cáncer se derivan de fuentes naturales. El Kalanchoe es un género de la familia Crassulaceae y contiene una variedad de compuestos llamados bufadienólidos que han sido aislados de varias especies de Kalanchoe, que mostraron una fuerte actividad antitumoral. El hibrido Kalanchoe Daigremontiana y Kalanchoe Tubiflora son naturales de la isla de Taiwán. [2]

Es importante mencionar que muchas de las especies de plantas medicinales que utilizan los habitantes de diferentes regiones del país y del mundo, crecen de manera silvestre y otras son cultivadas que son aprovechadas para solucionar problemas de salud empleando partes de las plantas (raíz, tallo, hojas, flores) [3]

Las diferentes formas de preparación y dosificación de estos vegetales son muy variadas siendo muy inexacta su dosis, e impredecible su resultado terapéutico.

El Kalanchoe contiene diferentes sustancias químicas y entre ellos uno de especial interés como lo son los bufadienólidos, que son esteroides cardioactivos, responsables de la actividad anticancerígena, pero que ser un glucósido cardiaco puede haber toxicidad si se abusa de la planta. [4]

Algunos habitantes del municipio de Jamundí Valle del Cauca (Colombia) utilizan las hojas de la planta Kalanchoe variedad Daigremontiana, para el cáncer y sus testimonios sobre la forma de utilización y consumo de esta planta, permitió que tuviera relevancia para que fuera el punto de partida para realizar esta investigación y buscar la manera de facilitar una forma de administración más adecuada y segura a las personas que están utilizando las hojas con un fin terapéutico, con una dosificación o estandarizada, fácil de manejar, sin llegar a dosis toxicas o a la sub-dosificación que conlleva a posible fallo terapéutico, apoyados en la información obtenida en entrevistas a personas consumidoras, sobre la forma de consumir, la frecuencia, además de la cantidad de hojas frescas, etc.

Para la realización de este trabajo de investigación, primero se debía disponer de la planta (cultivo) en una cantidad suficiente la cual se sometió a diferentes procesos como la deshidratación de las hojas frescas, para extraerle gran parte del agua contenida, evitando también con ello, el desarrollo de los microorganismos causantes de su deterioro y putrefacción. [5]

El proceso de deshidratación aplicado, es un método tradicional artesanal, que consiste en secado al aire libre aprovechando el calor emitido por el sol, que no necesita ningún equipamiento especial, ni energía tradicional, solo se requiere de un deshidratador solar elaborado con materiales como madera y plástico. Es de anotar que este proceso es lento debido a la elevada humedad (aproximadamente

90%) (Anexo 5), que contienen las hojas en estado fresco, pero si se utilizan métodos que generan calor a temperaturas muy altas, se puede emplear un menor tiempo de secado, pero se pueden afectar los principios activos presentes en las hojas por descomposición pudiendo afectar el efecto farmacológico esperado.

El proceso de deshidratación utilizando como fuente de calentamiento el sol, requiere de una atención particular para proteger las hojas de las inclemencias del tiempo o cambios en las condiciones atmosféricas (aguaceros, rocío nocturno), además se debe estar reubicando el aparato deshidratador orientándolo para que los rayos solares lleguen lo más directamente posible. [6]

La deshidratación de las hojas de Kalanchoe, utilizando la temperatura generada directamente por el sol, se debe utilizar correctamente para obtener buen resultado en el proceso y aprovechar beneficio de la salud y para la economía familiar. [7]

La finalidad del presente trabajo de investigación, es ofrecer una opción de una forma farmacéutica para uso por vía oral (capsula de gelatina dura), para las hojas de la planta Kalanchoe Daigremontiana, que facilite la administración de un producto homogéneo, garantizando una dosis estandarizada y segura, evitando alcanzar dosis altas que pueden terminar siendo toxicas, o dosis bajas que lleven a fallo terapéutico; el proceso inició con el cultivo de la planta, la deshidratación de las hojas, molienda de las hojas secas, encapsulado en capsulas de gelatina No. 00, y control de calidad. Se pretende que esta investigación, sea el punto de partida para que en Colombia se pueda permitir la comercialización de este producto con una dosificación segura para los usuarios.

El ente regulatorio nacional, Instituto de vigilancia de medicamentos y alimentos INVIMA, desde el 18 de diciembre 2017 la ha incluido en el Listado Oficial de Plantas Medicinales con Fines Terapéuticos y el uso aceptado es como INMUNOMODULADOR (Sustancia que estimula o deprime el sistema inmunitario y puede ayudar al cuerpo a combatir el cáncer, las infecciones u otras enfermedades) en presentación de solución (Tabla 1). [8]

El haber sido incluido en este listado permite que se tenga un respaldo científico y que la forma farmacéutica desarrollada como capsulas duras, es pertinente, y puede solicitarse su aprobación previo cumplimiento de requisitos exigidos por INVIMA.

Tabla 1.

	NOMBRE COMÚN	NOMBRE CIENTÍFICO	DROGA	USO APROBADO	CONTRAINDICACIONES Y ADVERTENCIAS	PREPARACIONES FARMACÉUTICAS	CONDICION DE VENTA DE LAS PREPARACIONES FARMACÉUTICAS
					ESPECIES INDIVIDUALES		
72	Kalanchoe	kalanchoe gastotonis-bonnieri Raym-Hamet & H.Perrier	Raíces, tallos y hojas colectadas de plantas sin flores	Inmunomodulador.	Hipersensibilidad a los componentes de las plantas, embarazo y lactancia.	Solución: Cada 100 ml contiene raíces, tallos y hojas pulverizados de kalanchoe (Kalanchoe gastotonis-bonnieri RaymHamet &H.Perrier) 20 g (Acta 02 de 2017).	Venta libre

Fuente: INVIMA (listado de plantas medicinales aceptados con fines terapéuticos)

1. PROBLEMA DE INVESTIGACIÓN

1.1 PLANTEAMIENTO DEL PROBLEMA

En el municipio de Jamundí Valle se ha evidenciado que existen personas que utilizan las hojas frescas de la planta Kalanchoe en diferentes formas, en ensaladas, jugos licuados etc., cuando han sido diagnosticadas con algún tipo de cáncer. Sobre esta planta existe información en diferentes fuentes de consulta y testimonios de efectos beneficiosos que se han obtenido al utilizarla en esta patología. El hecho de que no tengan la forma de saber si consumen una dosis igual en cada toma u horario establecido, puede traer consecuencias graves si se consumen más de lo permitido diariamente, debido a la presencia de una sustancia con propiedad cardio activa; o que se origine un fallo terapéutico por consumir menos de las dosis recomendadas. Las entrevistas realizadas a quienes consumen esta planta arrojan como resultado, que utilizan un determinado número de hojas a diferentes horas del día y al tener las hojas de la planta tamaños variables, puede incidir en caer en rangos tóxicos o no obtener éxito en el tratamiento contra las células cancerígenas (Tabla 3).

La sustancia citotóxica para quienes la consumen en altas dosis es un cardenólido conocido como bufadienólido el cual posee   actividad cardioactiva que puede afectar a las personas que la estén consumiendo cuando se administra en dosis superiores a 30mg día. [9]

En el Kalanchoe variedad Daigremontiana, se ha confirmado la presencia de varios tipos de compuestos como 11-oxo-epi-β-amirina, 21-deshidrodesmosterol, ácido 3,4-dihidroxi-cis-cinámico y p-hidroxibenzaldehído, mezcla de α-amirina y β-amirina y estigmasterol. Al igual que Kalanchoe pinnata, también contiene un grupo de bufadienólidos muy activos. [10]

A pesar de las muchas sustancias químicas que presenta este género, las sustancias más notables que son biosintetizadas por las especies de Kalanchoe, en cuanto a sus propiedades pertenecen a dos familias químicas: los glucósidos de flavonoides, un conjunto de pigmentos vegetales, y los bufadienólidos, que son esteroides cardioactivos. [11]

Este trabajo de investigación logra poder ofrecer una presentación farmacéutica (capsulas duras de gelatina) fácil de utilizar, conteniendo el equivalente de principios activos en las hojas frescas y deshidratadas de forma estandarizada en cada dosis y sin riesgo para quienes la utilicen.

1.2 FORMULACIÓN DE LA PREGUNTA PROBLEMA

¿Es posible garantizar que al empacar en capsulas duras de gelatina la hoja de Kalanchoe deshidratada y molida, se logre estandarizar un producto homogéneo, con la concentración apropiada y segura para los consumidores de esta planta?

1.3 ANTECEDENTES O ESTADO DEL ARTE

Para efectos de conocer el tratamiento que se le ha dado al tema de investigación propuesto se citan algunas investigaciones que son de mucha importancia relacionadas con el uso de plantas medicinales en personas con algún tipo de cáncer en el municipio de Jamundí (Valle), haciendo énfasis en la salud que buscan plantear la forma de estandarizar una dosis precisa, que permita obtener un resultado seguro sin llegar a niveles tóxicos o a una subdosificación terapéutica que no produzca ningún resultado.

Los tratamientos convencionales para el cáncer también tienen efectos secundarios tales como efectos de las quimioterapias y tratamientos con radiación. En muchos casos, cuando el cáncer se descubre lo suficientemente a tiempo, el tratamiento convencional puede conllevar a una cura permanente. Pero con frecuencia el pronóstico se proporciona en estadísticas - un porcentaje de la probabilidad de supervivencia o peor, en meses que quedan de vida. [12]

Variedad de plantas medicinales han mostrado ser prometedores para reducir los efectos secundarios de la quimioterapia, muchos medicamentos de quimioterapia funcionan al interferir con la rápida división de las células. Desafortunadamente, las células cancerosas no son las únicas que se dividen rápidamente. El tracto intestinal reconstruye su recubrimiento constantemente y la quimioterapia podría interferir con ese proceso. El resultado: Efectos secundarios gastrointestinales, tales como llagas en la boca, náusea, pérdida de apetito y diarrea, entre otros. [13]

Varias especies de *Kalanchoe* han sido utilizadas en la medicina tradicional contra diversas infecciones, como antiinflamatorio y en el tratamiento de varios tipos de cáncer, principalmente entre poblaciones nativas africanas y brasileras; aunque actualmente lo hacen muchas otras poblaciones a nivel mundial. [14]

Se calcula que en el mundo existen 350.000 a 500.000 especies vegetales, de las cuales en Colombia se encuentran entre 35.000 y 50.000; de ellas aproximadamente 5.000 han sido utilizadas por nuestros indígenas y campesinos para combatir el amplio espectro de enfermedades a que se ven sometidos. Esto hace que el país tenga un amplio potencial como fuente de nuevos principios activos que pueden ser usados como alternativa terapéutica. [15]

Existe una tecnología conocida como microencapsulación, definida como una técnica de empaquetamiento de materiales sólidos, líquidos o gaseosos. Las micro cápsulas selladas pueden liberar sus contenidos a velocidades controladas bajo condiciones específicas, y pueden proteger el producto encapsulado de la luz y el oxígeno. La micro-encapsulación consiste en micro partículas conformadas por una membrana polimérica porosa contenedora de una sustancia activa. El material o mezclas de materiales ha encapsular puede ser cubierto o atrapado dentro de otro material o sistema. [16]

Existe una amplia variedad de materiales de encapsulación; sin embargo, es importante considerar las características de éste en cuanto a flexibilidad, fuerza o resistencia, permeabilidad, facilidad de aplicación, naturaleza hidrofóbica o hidrofilia, ya que todas ellas influirán en las características del producto final. [17]

Los productos Fitoterapéuticos están constituidos por ingredientes activos de origen vegetal formulados bajo la forma farmacéutica más adecuada para su administración, la posibilidad de utilización de la fitoterapia en las prácticas terapéuticas con sustento científico, exige acciones multisectoriales que involucran desde la producción primaria de las plantas medicinales hasta el establecimiento de los procedimientos de control de calidad de las materias primas y productos fitoterapéuticos. [18]

Las capsulas duras de gelatina son preparaciones sólidas conformadas de dos piezas de consistencia dura o suave compuesta de gelatina, que usualmente contienen una dosis del o los ingredientes activos. Están diseñadas principalmente para uso oral, pero este uso no es exclusivo. Pueden contener polvos, gránulos, esferas, líquidos o geles; la materia prima principal utilizada en la elaboración de las cápsulas es gelatina disuelta en agua desmineralizada. Las cápsulas son sustancias fisiológicamente indiferentes, el principio activo se va a comportar igual en presencia de la cápsula o sin esta, este es el modo ideal del comportamiento. El principio activo es el eje de la formulación, con una acción terapéutica definida, acción que no debe ser modificada, así la solubilidad no variará la acción, pero modificará el tiempo en que se pone en manifiesto. Hay que asegurar la eficacia, estabilidad y seguridad del principio activo en la forma que lo preparemos. [19]

2. OBJETIVOS

2.1 OBJETIVO GENERAL

Empacar en capsulas de gelatina dura las hojas deshidratadas en polvo de *Kalanchoe Daigremontiana*, en la cantidad necesaria y equivalente a la proporción de hojas frescas que consumen las personas quienes las utilizan para la enfermedad del cáncer en el municipio de Jamundí (Valle), garantizando una dosis estandarizada y segura.

2.2 OBJETIVOS ESPECÍFICOS

- Determinar el porcentaje de humedad de las hojas frescas y de las hojas deshidratadas.
- Encapsular las hojas deshidratadas, que han sido sometidas previamente al proceso de molienda.
- Determinar equivalencia de las hojas frescas con alto contenido de agua y las hojas deshidratadas sometidas a moliendas para saber el peso correspondiente y así establecer la dosis.

3. JUSTIFICACIÓN

Debido al alto costo de los tratamientos convencionales para cualquier tipo de cáncer incluido los fármacos, muchas personas optan por utilizar tratamientos basados en plantas medicinales, recomendados por otras personas o experiencias que han conocido sobre su utilización y buenos resultados frente a esta enfermedad.

Pero muchos desconocen que los principios activos con actividad farmacológica deben cumplir con una dosis establecida que sea siempre igual y que se consuma con una frecuencia determinada para que se logre un uso seguro y se obtenga el efecto terapéutico esperado.

En el municipio de Jamundí (Valle), lugar donde se realiza la presente investigación, luego de interactuar con personas que utilizan hojas de la planta medicinal Kalanchoe, se pudo establecer que hay mucha imprecisión con el uso, frecuencia y cantidad de hojas empleadas, además de los riesgos de toxicidad en caso de consumir en exceso, y que si se desarrolla y ofrece una opción farmacológica de fácil administración, dosis estandarizada y sin riesgo de caer en limites tóxicos, puede ser aceptada por los consumidores, pudiendo obtener de forma segura el resultado o mejoría de ellos.

El desarrollo de una idea innovadora, económica y fácil de consumir para las personas que utilizan las hojas de Kalanchoe llevó a que se desarrollaran algunos procesos como deshidratar las hojas, someterlas a molienda y finalmente empacarlas en capsulas de gelatina dura, teniendo en cuenta la dosis promedio correspondiente a la cantidad en hojas verdes frescas y haciendo la equivalencia en gramos de hojas verdes y polvo de hojas deshidratadas.

La presentación en capsulas de gelatina dura, garantiza estabilidad, concentración y homogeneidad de los principios activos responsables del efecto terapéutico y seguridad al evitar el riesgo de caer en dosis tóxicas o sub-terapéuticas.

4. MARCO REFERENCIAL

4.1. MARCO CONTEXTUAL

El punto de partida del presente trabajo de investigación se inició en el municipio de Jamundi (Valle) barrio la Arboleda, donde habitantes con enfermedad de cancer suministraron informacion en entrevistas, sobre el cultivo casero de la planta Kalanchoe, la forma de utilizacion de las hojas, la cantidad de hojas verdes que consumian, su frecuencia de uso, entre otros datos que se pudieron obtener para el diseño de la forma farmaceutica a ofrecer.

Figura 1. Ubicación geográfica municipio de Jamundí

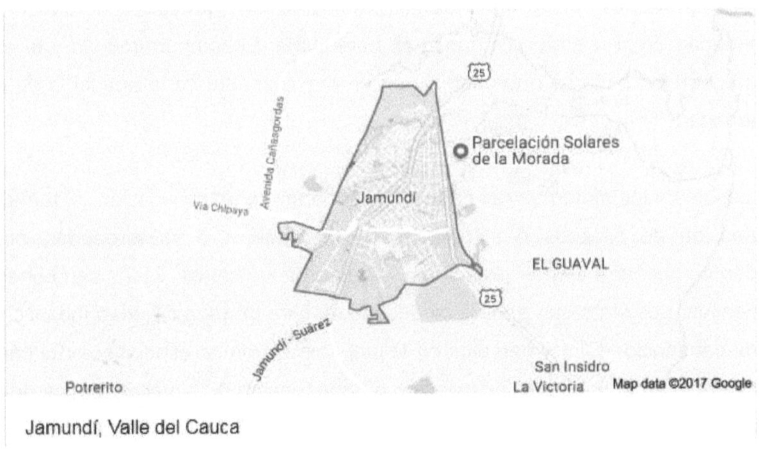

Jamundí, Valle del Cauca

Jamundí está ubicado a 17 km al sur de Cali, el municipio se caracteriza por ser plano, aunque con algunos terrenos montañosos al occidente (Farallones de Cali), que presenta alturas de hasta 4200 msnm. Tiene un área total de 577 km². Asimismo, posee numerosos ríos entre los que se destacan: Río Claro, Cauca, Guachinte, Jamundí, Jordán, Portal y Timba.

4.2. MARCO TEÓRICO

El cáncer es un conjunto de enfermedades caracterizadas por la presencia de nuevas células que crecen y se extienden sin control. La característica más peligrosa de las células tumorales es su autonomía, en otras palabras, su capacidad de crecer sin tener en cuenta las necesidades de otras células del organismo y sin someterse a las limitaciones de crecimiento que gobiernan otras células. Este crecimiento tumoral ilimitado hace que el cáncer sea capaz de destruir a su huésped, dañando otros órganos o procesos fisiológicos, o bien utilizando los nutrientes que el cuerpo requiere para desempeñar sus funciones. El tumor abarca todo el organismo y se convierte en un verdadero parásito. Si bien algunas personas presentan cierta predisposición genética al cáncer, la enfermedad en sí misma casi nunca es hereditaria. El comportamiento y el estilo de vida son los factores que contribuyen en mayor medida a la aparición de esta enfermedad. [20]

Las señales y los síntomas del cáncer dependerán de la localización, el tamaño y la afección de órganos o estructuras comprometidas a su alrededor, donde pueden comenzar a ejercer presión en los órganos cercanos, vasos sanguíneos y los nervios. Los síntomas generales del cáncer son: pérdida de peso inexplicable, fiebre, cansancio, dolor y cambios en la piel. Los síntomas específicos del cáncer son: cambio en el hábito de evacuación o en la función de la vejiga, llagas que no cicatrizan, sangrado o secreción inusual, endurecimiento o una masa en el seno o en cualquier parte del cuerpo, indigestión o dificultad para tragar y cambios recientes en una verruga o lunar. Los anteriores síntomas pueden manifestarse a causa de células cancerosas que utilizan mucho del suministro de energía del cuerpo o que secretan sustancias que afectan el metabolismo, o el cáncer puede ocasionar que el sistema inmunológico reaccione de manera que cause estos síntomas.

Para el tratamiento del cáncer se han empleado fármacos que tienen como función impedir la reproducción de las células cancerosas, aunque se suele combinar con cirugía y radioterapia, modalidad que se llama tratamiento combinado o multidisciplinar. Los efectos secundarios dependen del agente quimioterápico y los más importantes son: alopecia, náuseas y vómitos, diarrea o estreñimiento, anemia, inmunopresión, hemorragias, entre otros.

En Colombia, en el año de 1996 la mortalidad por cáncer entre hombres y mujeres fue del 61.2 entre 100.000 habitantes, lo que significó la muerte de 25.000 personas. En 1960, los tumores malignos representaban la sexta causa de muerte, en 1991 representaban el 12.7% de las muertes, pasando a ser la segunda causa de mortalidad, los colombianos siguen afectados por los mismos tipos de cáncer de hace 30 años. Hoy se estima que 10 de cada 100 colombianos, tendrán la enfermedad antes de llegar a los 65 años. Los tumores malignos están entre las primeras causas de mortalidad en Colombia.

La utilización de las plantas contra el cáncer está en la base de muchos tratamientos que se utilizan en quimioterapia y en gran parte de la investigación actual en busca de nuevas moléculas contra el cáncer. [21]

Un gran problema de la quimioterapia es que no siempre es segura y, a veces, demasiado tóxica. [22]

A través de los años, los seres humanos han encontrado en la naturaleza la satisfacción de sus necesidades básicas, comida, calzado, vestido, medios de transporte, sabores y olores, no menos importante, es el uso que desde tiempos remotos el hombre hizo de las fuentes naturales para curar sus afecciones. [23]

Las plantas han formado la base de los sistemas tradicionales de medicina, los cuales han existido por cientos de años. Estos sistemas continúan desarrollando actualmente un papel esencial en la salud, la Organización Mundial de la Salud (OMS) ha estimado que aproximadamente, el 80 % de los habitantes a nivel mundial han utilizado la medicina tradicional en sus cuidados de salud. [24]

Las plantas tienen una larga historia en el tratamiento del cáncer, aunque muchas veces han sido observadas con cierto escepticismo por las características propias de la enfermedad, sin embargo actualmente, muchas personas que padecen de cáncer desean someterse a terapias conocidas como alternativas con productos principalmente de uso tradicional, ejemplo de ello son la acupuntura, el Reiki, la homeopatía, así como las dietas, entre otras, muy utilizadas en la medicina oriental y de la cual existen informes en la literatura que avalan sus usos clínicos.

La homeopatía, por solo citar un ejemplo se encuentra entre los métodos terapéuticos que al parecer controlan las defensas del organismo. Un estudio presentado en la revista European Journal of Pharmacology demostró que el producto homeopático Silícea estimula a los macrófagos que son parte del sistema inmune. [25]

Ahora bien, el interés en las investigaciones sobre las plantas medicinales como posibles fuentes de obtención de principios activos ha tenido su historia, instituciones como el Instituto de Investigaciones del Cáncer de Estados Unidos ha venido desarrollando investigaciones en este campo desde 1955, [26] cuando coordinó un programa voluntario de cooperación para la terapia del cáncer, desde entonces se han evaluado, más de 400 000 sustancias sintéticas y naturales, las cuales poseen alguna actividad antitumoral.

De los productos de origen natural con actividad anticancerígena, los más conocidos son los alcaloides de la vinca (vinblastina y vincristina) aisladas de la Madagascar periwinkle Catharantas roseus, C. roseus, que fueron usadas durante varias culturas para el tratamiento de la diabetes, estas fueron descubiertas durante una investigación de la planta, con fuerte potencial de agentes hipoglicémicos, sin embargo su descubrimiento fue indirectamente atribuido a la observación de un uso no relacionado. [27]

Otros 2 agentes, el etoposido8-19 y el teniposido, 20-25 son derivados semisintéticos del producto natural epipodophylotoxina.

Las investigaciones realizadas desde el producto natural hasta la obtención de los agentes, puede ser considerado el ciclo más completo de una planta originalmente utilizada para el tratamiento del cáncer.

La epipodophylotoxina es un isómero de la podophyllotoxina que fue aislado como agente antitumoral de las hojas de varias especies del género Podophyllum. Esta planta posee una larga historia de uso medicinal por las culturas americana y asiática fundamentalmente en el tratamiento del cáncer de la piel.

La más reciente adición al arsenal de agentes terapéuticos derivados de la naturaleza son los taxanos y las comptothecinas. [28]

Probablemente el descubrimiento y desarrollo más importante del programa de investigaciones de productos naturales para el tratamiento del cáncer sea, el paclitaxel (Taxol), obtenido de la Taxus brevifolia L. [29] En 1969 como parte de un programa exploratorio. Al igual que muchos otros fármacos utilizados en la terapia del cáncer, el paclitaxel sólo mostraba una pequeña actividad frente a algunos modelos de leucemia y no fue considerado de especial interés.

La planta Kalanchoe es un género que se están usando popular y efectivamente para el tratamiento de cáncer. Sus hojas contienen un compuesto orgánico - existente también en las secreciones del sapo que logra detener la proliferación, propagación y auto renovación de las células cancerosas. Son plantas de tallos u hojas suculentas de uso medicinal y ornamental. Un género de arbustos o herbáceas perennes de la familia Crassulaceae, formado por más de un centenar de especies, originario de Madagascar - la cuarta isla más grande del mundo, situada a 400 Km de la costa Este de África. [30]

Sus propiedades medicinales son especialmente conocidas en América Latina, Asia y África, Algunas especies de Kalanchoe, ingeridas internamente, o aplicadas a la zona del cuerpo afectada, combaten desde lesiones y enfermedades celulares, en especial el cáncer, hasta heridas profundas y gangrenadas de difícil cicatrización, respectivamente.

Investigaciones clínicas efectuadas sobre las kalanchoe indica que puede haber toxicidad si se abusa de la planta y señala que hasta dosis de 5 gramos de planta por kilo de peso no hay toxicidad. Es muy importante la actitud mental del enfermo a la hora de hacer el tratamiento, cada uno según su aptitud, pero siempre habrá que hacerse consciente de que estamos utilizando un ser vivo, que tiene una parte física pero también una energía sutil que no vemos. Este fue vivo, la planta, tiene la virtud de curarnos y por lo tanto es bueno que haya un respeto y una toma de conciencia de esta realidad. En Latinoamérica, por ejemplo, la medicina tradicional tiene muy en cuenta estos aspectos. También relacionado con esto, es importante nuestra actitud ante las enfermedades, que debería ser lo más positiva posible ya que debemos mirar de aprovechar la adversidad para aprender. [31]

Según la guía de buenas prácticas de recolección y manufactura de plantas medicinales para el depósito de material de envase, empaque y producto terminado. Estas instalaciones deben estar delimitadas, identificadas, con tamaño y espacio adecuados, ventilados y equipados tomando las precauciones para evitar la entrada de insectos u otros animales. Los materiales deben almacenarse de manera que faciliten la rotación de los mismos. Deben identificarse y colocarse sobre tarimas o estanterías que permitan la limpieza e inspección.

4.3. MARCO CONCEPTUAL

Bufadienolidos: son compuestos orgánicos que se encuentran en las plantas.

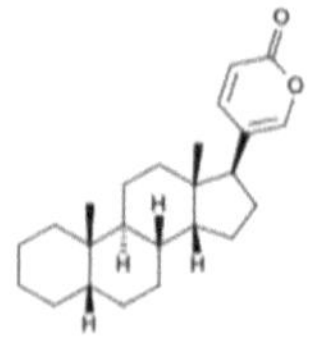

Figura 2. Estructura química de los Bufadienólidos

Cardenolidos: son compuestos orgánicos caracterizados por un núcleo esteroideo (genina o aglicona) que cuenta con un grupo hidroxilo en la posición C14 y un anillo lactónico insaturado de cinco miembros en la posición C17.

Enfermedad: Alteración leve o grave del funcionamiento normal de un organismo o de alguna de sus partes debida a una causa interna o externa.

Inmunomodulador: Sustancia que estimula o deprime el sistema inmunitario, y puede ayudar al cuerpo a combatir el cáncer, las infecciones u otras enfermedades.

Medicina natural: procedimientos médicos que, si bien utilizan herramientas de la medicina tradicional, sus tratamientos se basan en la utilización de plantas, frutas y/o preparaciones que utilizan estos componentes.

Proliferación: Reproducción o multiplicación de algún organismo vivo, especialmente de las células.

Planta medicinal: son un recurso que nos brinda la naturaleza para tratamiento médicos naturales. Cada hierba y planta tiene una propiedad específica que sirve para curar o prevenir determinadas enfermedades o problemas de salud.

Tratamiento: forma o medios que se utilizan para llegar a la esencia de algo, bien porque ésta no se conozca o porque se encuentra alterada por otros de medios de cualquier clase cuya finalidad es la curación o el alivio de las enfermedades o síntomas. Otros términos relacionados: terapia, terapéutico, cura, curación, método curativo.

5. METODOLOGIA

5.1 TIPO DE ESTUDIO

Este trabajo de investigación es de tipo cuantitativo, consistió en recopilar información acerca de la utilización de la planta Kalanchoe variedad Daigremontiana, en relación con frecuencia y forma de consumo, cantidad de hojas, por parte de habitantes del municipio de Jamundí en el departamento del Valle del Cauca para desarrollar una presentación farmacéutica con la dosis efectiva, equivalente y segura para los consumidores.

5.2 POBLACIÓN Y MUESTRA

10 personas encuestadas que suministraron información sobre la forma de utilización de las hojas, la cantidad que utilizan y que fueron el insumo base para determinar cuál era la dosis que debe ir empacada en las capsulas de gelatina dura tamaño 00.

5.3 CRITERIOS DE INCLUSIÓN

- Habitantes del municipio de Jamundí, barrio la Arboleda, en el departamento del Valle del Cauca, que utilizan la planta Kalanchoe para mejorar su estado de salud.
- Mayores de 18 años.

5.4 CRITERIOS DE EXCLUSIÓN

- Habitantes que no vivan en el municipio de Jamundí y estén utilizando la planta Kalanchoe.
- Habitantes del municipio de Jamundí menores de 18 años.

5.5 FASES DESARROLLADAS

La metodología empleada para conseguir el propósito se desarrolló en 3 fases:

Fase 1:

a) La primera fase realizada, fue ubicar 10 personas referenciadas por una habitante del municipio, que consumen o le administran a algún familiar la planta Kalanchoe del municipio de Jamundí Valle.

a) Recolección de datos con la aplicación de encuesta (Anexo 1), a las 10 personas referidas, para adquirir información pertinente para el desarrollo del trabajo; la encuesta arrojó información que permitió conocer la forma de usar las hojas de la planta, la cantidad de hojas empleadas y la frecuencia en la que las consumen.

b) La información obtenida en la encuesta (Anexo 1), arrojó la información necesaria para lograr determinar cuál es la dosis promedio, que apoyada con bibliografía permitió saber cuál es la cantidad que debe ir encapsulada en forma de polvo, al igual que el tamaño de la capsula de gelatina dura a emplear. Los resultados obtenidos de la encuesta se registraron en tablas en Excel con la finalidad de facilitar el análisis y los resultados de la investigación.

Fase 2:

a) Verificación de la cantidad en gramos de las hojas de Kalanchoe utilizada al tanteo sin ningún aparato que determine el peso:
Para este trabajo de campo, se fijaron fechas para reunión con cada persona que participó en el estudio entregando a cada uno (a), una

cantidad determinada de hojas de diferentes tamaños, lo que sirvió para sacar cual era la variación con respecto al peso que cada persona tenía.

Cada persona manifestó que consume la planta 3 veces al día en jugos licuados, ensaladas y hojas frescas solas.

Las personas que participaron en el estudio de investigación entregaron lo que consideraba que es la cantidad aproximada que usan rutinariamente y a estas porciones de hojas frescas, se les procedió a determinar el peso en una balanza y con esta información se pudo determinar que hay mucha variación en los pesos según cada participante; los resultados se describen en la tabla 3.

Fase 3:

a) Determinación del contenido de agua de la hoja de Kalanchoe fresca
    y de las hojas deshidratadas en polvo, en un laboratorio certificado que empleó el método validado NTC 5167 (Anexo 2.1 y 2.2), para saber qué porcentaje de agua se iba a eliminar para obtener un producto sólido y que facilite el proceso de molienda sin afectar la capsula de gelatina que los va a contener.

Tabla 2. Resultados de análisis de Humedad

MUESTRA	VALOR DE HUMEDAD EN %
Hojas frescas	95.02
Polvo de hoja deshidratado	10.17

a) Para este proceso se optó por la elaboración de un deshidratador artesanal para iniciar con fin de retirar cerca del 90% de agua presentes en las hojas, con temperaturas relativamente bajas si se comparara con otros métodos de secado, que para el caso de esta planta no es apropiado debido a la presencia de glucósidos cardiotónicos que son de naturaleza termolábiles que se descomponen a altas temperaturas. El empleo del deshidratador solar (Anexo 5), favorece la no destrucción de estas sustancias presentes en las hojas de Kalanchoe Para esta fase se inicia con una cantidad de droga vegetal aproximada de 5 kg.

b) Molienda de las hojas deshidratadas en mortero hasta un grado fino y uniforme, para ser empacado en las capsulas de gelatina.

c) Encapsulación de la droga vegetal según la equivalencia establecida entre hojas verdes y la dosis que debe contener cada capsula de producto deshidratado en polvo, Después de la molienda y de acuerdo con los cálculos realizados considerando el resultado de la humedad de las hojas de la planta realizamos los ajustes pertinentes para depositar en cada capsula una dosis equivalente entre 0.4 y 0.45 gramos aproximadamente de hoja seca en polvo, para dosis de tres veces al día (cada 8 horas), cantidad que brinda seguridad por estar por debajo de dosis tóxica, si tenemos en cuenta que las fuentes consultadas no recomiendan más de 30 gramos al día (10 gr cada 8 horas) de las hojas frescas, cantidad que al convertir a polvo de hoja seca corresponde a 0.5 gr por dosis.

d) Escogencia del tamaño de las capsulas de gelatina de acuerdo con la cantidad establecida como dosis (tamaño 00), para llenarlas con 0.5 gr aproximadamente del producto deshidratado y molido.

6. ANÁLISIS E INTERPRETACIÓN DE RESULTADOS

Teniendo en cuenta las encuestas realizadas en aplicadas a las personas del municipio de Jamundí – Valle, barrió la Arboleda; se presenta en tablas y gráficas sobre el resultado de estas encuestas y que sirvieron como el insumo para la realización de la investigación sobre encapsulación de la planta medicinal Kalanchoe Daigremontiana.

6.1. GRÁFICAS Y TABLAS

Tabla 3. Variación en gramos de porciones de hojas de diferentes tamaños.

No. Encuestado	TAMAÑO HOJAS	PESO EN GRAMOS	OBSERVACIONES
1	3 grandes	6,49	
2	4 pequeñas	7,28	
3	3 grandes	7,13	
4	5 pequeñas	5,55	
5	5 grandes + 2 pequeñas	7,88	Variación en los diferentes pesos, realizados a cada persona.
6	1 grande + 5 pequeñas	7,88	
7	2 grandes + 5 pequeñas	11,07	
8	8 pequeñas	10,05	
9	5 pequeñas	5,48	
10	2 grandes + 4 pequeñas	8,87	

Fuente propia.

La tabla anterior arroja como análisis que, al no contar con un elemento como la balanza, hace que cada dosis sea diferente, o no hay una dosis estandarizada, por lo tanto, se puede estar lejos de la dosis terapéutica o por encima de lo recomendado, pudiendo caer en rango de toxicidad.

Pregunta 1. ¿Está utilizando o ha utilizado la planta Kalanchoe?

Tabla 4. Personas que utilizan Ojaransin. Elaboración propia

Opción	No. Encuestados	Resultado %
NO	0	0%
Si	10	100%
Total	10	

Esta pregunta se realizó con el propósito de saber cuántas personas encuestadas han utilizado la planta Kalanchoe. Los resultados obtenidos para esta grafica indican que un 100% de la muestra si está utilizando la planta Kalanchoe.

Pregunta 2. ¿Por medio de quién obtuvo conocimiento sobre las propiedades de esta planta?

GRAFICA 1. CONOCIMIENTOS SOBRE LAS PROPIEDADES DE ESTA PLANTA.

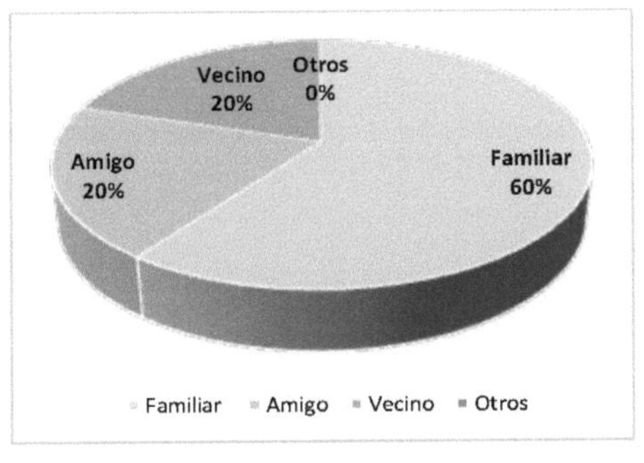

Fuente: Elaboración propia.   n= 10

31

En esta grafica se puede apreciar con claridad cómo han obtenido el conocimiento las personas encuestadas sobre las propiedades medicinales de esta planta, el 60% conoce esta planta por medio de familiares, el 20% por medio de amigos, el otro 20% por medio de vecinos, dándole así un 0% a que se haya conocido por otros medios.

Pregunta 3. ¿Qué parte de la planta utiliza?

Grafica 2. Que parte de la planta se utiliza.

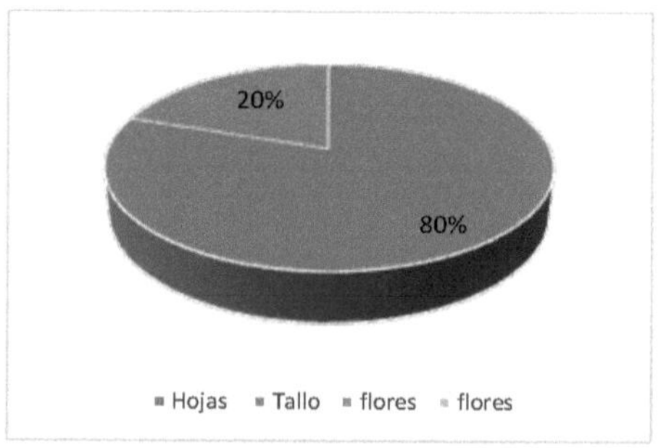

Fuente: Elaboración propia.

Esta grafica indica que de los habitantes encuestados el 80% utiliza las hojas, el 20% utiliza el tallo, raíces y flores no son utilizadas.

Pregunta 4. ¿Como es consumida la planta?

Grafica 3. Como es consumida

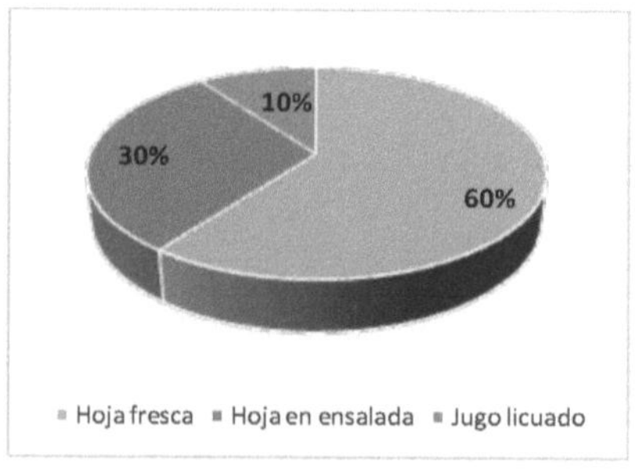

Fuente: Elaboración propia.

En esta grafica se puede observar que el 60% de los encuestados consumen la hoja fresca, el 30% la ingiere en ensaladas y el 10% la prepara en jugos licuados.

Pregunta 5. ¿Utiliza una balanza para pesar siempre la misma cantidad de planta cada vez que la consume?

Grafica 4 Utiliza balanza para pesarla cantidad de la planta.

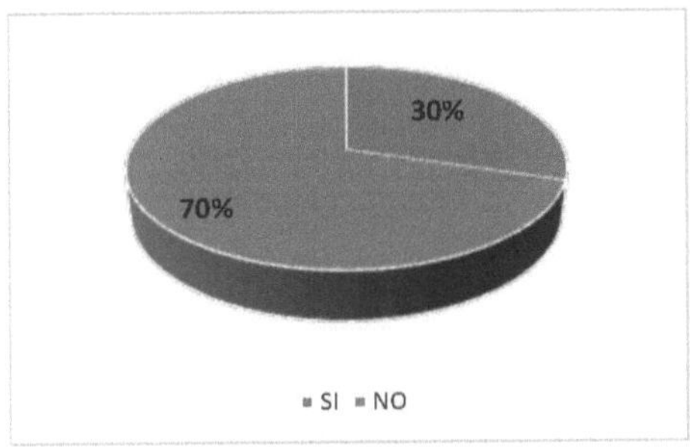

Fuente: Elaboración propia

En esta grafica se aprecia que el 70% no utiliza balanza para pesar las cantidades a utilizar de la planta pues no ve necesaria la utilización, no posee una balanza gramera para hacerlo, ni tampoco sabría cómo se maneja. y el 30% si realiza pesado de las hojas antes de consumirlas.

Pregunta 6. ¿Cree que la cantidad que consume en cada dosis siempre sea la misma?

Grafica 5 Cantidad de dosis que consumen.

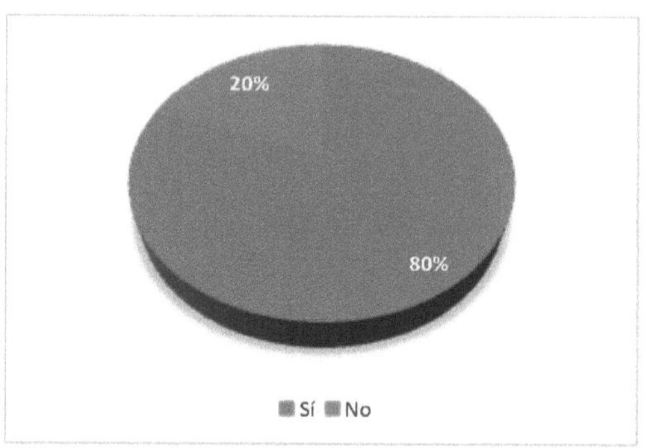

Fuente: Elaboración propia.

La siguiente grafica indica que el 80% de las personas encuestadas cree que la cantidad de hojas de Kalanchoe que consume es la misma y el 20% no considera que las cantidades sean siempre las mismas.

Pregunta 7. ¿Ha sufrido algún tipo de problema, evento adverso o síntoma de intoxicación por el consumo de esta planta?

Tabla 5. Eventos adversos por el uso de la planta

Opción	No. Encuestados	Resultado %
NO	0	0%
SI	10	100%
Total	10	

Fuente: Elaboración propia.

Esta Tabla demuestra que el 100% de las personas encuestadas no han tenido algún efecto adverso o toxicidad que se la haya manifestado al consumir esta planta.

Pregunta 8. ¿Le gustaría utilizar una dosis más segura y uniforme en cuanto a la cantidad, si existe una preparación en cápsulas?

Grafica 6 Dosis más segura y uniforme de la planta Kalanchoe.

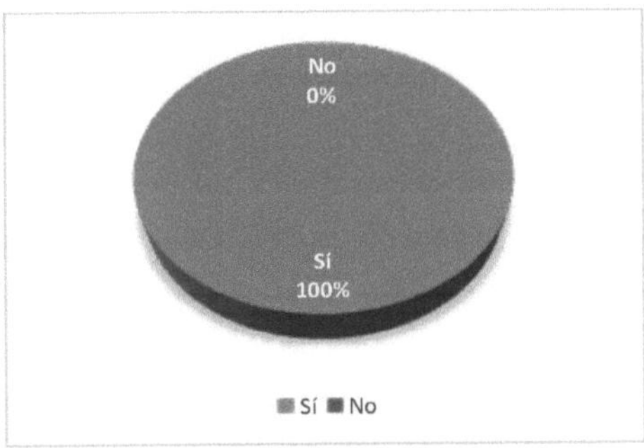

Fuente: Elaboración propia.

En esta grafica se observa que a un 100% de las personas que se encuestaron les gustaría que existiera una presentación en capsulas por que las dosis serían más uniforme y fáciles de consumir como también no tener que cultivarlas situación que se les dificulta mucho.

7. DISCUSIONES

Es favorable apreciar que las diez personas que hicieron parte de este estudio brindaron información pertinente sobre la forma de preparación de la planta, las cantidades y la frecuencia de uso entre otros y sirvió para dejar las bases para que a partir de los resultados obtenidos se pueda desarrollar una forma farmacéutica para uso en adultos, como lo son las capsulas de gelatina.

El conocimiento que tienen de la planta Kalanchoe proviene de los familiares que transmiten de generación en generación la utilización de la planta consumiendo en estado fresco, en su mayoría solo las hojas; sin embargo, algunas personas no conocen en que porcentaje o peso deben de utilizar la planta haciendo insegura la dosis que utilizan para tener resultados positivos contra la enfermedad para la cual la emplean, en este caso para el cáncer.

En la actualidad las investigaciones que se han realizado a la planta se han enfocado en el análisis de los extractos y sobre el efecto que la planta produce al consumirla al identificar los compuestos responsables de la actividad biológica, donde hasta el momento no han presentado reacciones adversas a la planta.

Los métodos de preparación para el uso de las plantas medicinales son muy variados, 60% de los encuestados consumen la planta fresca, el 30% la ingiere en ensaladas y el 10% la prepara en jugos licuados.

Con relación a la información recopilada, las personas de la comunidad utilizan siempre plantas frescas en el momento de la preparación y no mencionan el uso de material vegetal seco. A diferencia de lo encontrado en otros estudios, como los de Beyra et al. (2002) o Hernández & Volpato (2004). La vía de administración muestra que la oral (bebida y comida) es la más usada por los habitantes de la zona, porque facilita una asimilación más rápida de las propiedades medicinales de las plantas usadas.

8. CONCLUSIONES

Este trabajo de investigación permitió establecer que en Jamundí (Valle) habitan personas que vienen utilizando las hojas de la planta Kalanchoe, que cultivan en sus casas, para la enfermedad del cáncer. La forma de uso es variada, ingiriendo directamente un número determinado de hojas verdes, en ensaladas o en jugos licuados; entendiendo que existen diferencias en cuanto al tamaño y el peso en gramos, lo que implica que no puede ser posible que manejen una dosis adecuada; tampoco cuentan con otra opción para saber previamente, cual es la cantidad adecuada y permitida en el tratamiento utilizando la vía oral.

El haber desarrollado una forma farmacéutica como capsulas de gelatina dura adicionadas con la cantidad estandarizada, homogénea y equivalente a la cantidad en gramos recomendada en fuentes de consulta, se puede demostrar que está en un rango de concentración segura, entendiendo que la planta Kalanchoe posee sustancias cardioactivas, cabe resaltar que si la dosis suministrada a una persona está por encima de 30 g de hojas verdes o 1.5 gr / día como polvo seco, es tóxica y en caso contrario si la concentración está muy por debajo de la concentración optima se puede esperar que no haya ningún efecto terapéutico.

La presentación en cápsulas facilita la manera de administrar o consumir cualquier fármaco ya sea Fitoterapéutico, Homeopático o Alopático por parte de los pacientes o usuarios y es la forma más exacta de dosificar el producto Fitoterapéutico con una actividad farmacológica.

Las personas que libremente quisieron participar en este trabajo manifestaron su aceptación a una presentación farmacéutica en capsulas, porque se haría más fácil su uso y emplearían menos tiempo en su preparación, además de controlar mejor los horarios o frecuencia de la toma de cada dosis.

El proceso de deshidratación de plantas medicinales utilizando un deshidratador solar es más lento que utilizar otro método de secado que involucre temperaturas altas, pero permite que no se destruyan los glucósidos cardiotónicos presentes en la planta como son los bufadienólidos.

9. RECOMENDACIONES

* El INVIMA ente regulador de medicamentos lo ha incluido en el listado de plantas medicinales con fines terapéuticos como un inmunomodulador, para presentaciones diferentes a la forma farmacéutica capsula y la experiencia lograda en este trabajo, puede servir para que alguna persona interesada en seguir trabajando con el uso de esta planta, se interese por gestionar su registro sanitario y comercialización.

* Para la deshidratación de las hojas es conveniente no utilizar aquellos métodos que involucran altas temperaturas debido a que los bufadienólidos son sustancias termolábiles, que poseen una fracción glucosídica unida al núcleo esteroidal, la cual, confiere polaridad a la estructura química y por ello pueden ser tanto termolábiles como susceptibles a hidrólisis. [38]

* El ente regulador debe interesarse el seguimiento a la utilización de esta planta dada la inseguridad farmacológica o toxicidad que se puede presentar por la presencia de bufadienólidos que actúan como glucósidos cardíacos que pueden llegar a causar bloqueo auriculo-ventricular, bradicardia, taquicardia y paro cardíaco.

10. BIBLIOGRAFÍA

1. Muñoz. Plantas medicinales y aromaticas. Estudio y cultivo procesado. 52nd ed. Madrid : Mundi presa; 1996.

2. Hsieh YJ LYCC. The anti-cancer activity of Kalanchoe tubiflora Reino unido: Licenciatario de OAPL; 2013 ago 01; 1 (2): 18.

3. chavarria de la cruz LC. Los quelites en la alimentación de los pobladores de Tuxtla Gutiérrez: Facultad de Ciencias de la Nutrición y Alimentos -Licenciatura en Gastronomía-UNICACH; Mayo 2018.

4. Bayona pinto AP, Peña Zambrano DL. Evaluación farmacognóstica y antioxidante "in vitro" del extracto etanólico de la hoja del aire (Kalanchoe pinnata) Guayaquil: Universidad de Guayaquil. Facultad de Ciencias Químicas; 2017.

5. Colina Irezabal ML. Deshidratacion De Alimentos: Editorial Trillas ; 2010.

6. Cortes Calero CP, Cisne Altamiro JI. Estudio de un secador solar indirecto por convección natural para el deshidratado de frutas y vegetales en Nicaragua Nicaragua; 2016.

7. Scheer H. Estrategia solar para el acuerdo pacifico con la naturaleza. 1st ed. España; 1993.

8. Invima. Listado de Plantas Medicinales Aceptadas con Fines Terapéuticos. [Online].; Diciembre 2017 [cited 2012 Enero 20. Available from: https://www.invima.gov.co/images/pdf/salas-especializadas/productos-naturales/LISTADO-DE-PLANTAS-DICIEMBRE-2017.pdf.

9. García CC. Kalanchoe spp.: una fuente natural de nuevas sustancias bioactivas puestas de manifiesto por la Etnomedicina. 48129th ed.; 1998.

10. Udi MM. Hongos y plantas de interés medicinal en la Selva de Irati. (Navarra). Ensayos de citotoxicidad del hongo obtenido de la Selva de Irati y comparación con tres plantas comerciales utilizadas en el tratamiento del cáncer. (Tesis) Braganca IP, editor. Braganca; Noviembre, 2016.

11. spp. CGCK. Una fuente natural de nuevas sustancias bioactivas puestas de

. manifiesto por la etnomedicina. 21243132nd ed.; 2009.

12 Mendoza DL. Cáncer De Próstata: Información Actualizada Sobre El Cáncer
. De Próstata Y Sobre Las Opciones Terapéuticas. 74th ed. AuthorHouse 2,
editor.; 21/02/2013.

13 holangitis PB,EH,LHH,CAC&PHER. Tratamiento de Cancer.

.

14 Supratman U1 FTAKHHMASHKKOH. Anti-tumor promoting activity of
. bufadienolides from Kalanchoe pinnata and K. daigremontiana x tubiflora.
Biochem. BB, editor.; 2001 Abr.

15 Londoño Vega AC. "Plantas medicinales aprobadas en Colombia. 2nd ed. R.
. RFGySLJ, editor.: Universidad de Antioquia; 2007.

16 Parra Huertas RA. Revisión: Microencapsulación de Alimentos.
. 632201056695684th ed. Medellín: Revista Facultad Nacional de Agronomía;
2010.

17 Farmacotecnia teorica y practica. 4917931805th ed. Mexico: Continental, S.A.;
. 1981.

18 Cruz-Suárez Le, Ricque-Marie D, Tapia-Salazar M, Gaxiola-Cortés Mg, Simoes
. N. Alimentos microencapsulados: particularidades de los procesos para la
microencapsulación de alimentos para larvas de especies acuícolas. Acuícola.
AenAVMdVSIdN, editor. Cancún, Quintana Roo, México.; 3 al 6 de Septiembre
del 2002.

19 Manzano Yescas OA, Morales Delgado MT. Formas Farmacéuticas Sólidas
. Cápsulas de Gelatina Dura. [Online]. Available from:
http://www.innovacion.gob.sv/inventa/attachments/article/356/Capsulas%20dur
as.pdf.

20 Gaviria AM, Vinaccia S, Riveros M, Quiceno. Calidad de vida relacionada con
. la salud, aprontamiento del estrés y emociones negativas en pacientes con
cáncer en tratamiento quimioterapéutico. 5075th ed. Barranquilla, Colombia:
Universidad del Norte; 20, agosto-diciembre, 2007.

21 Mazzio EA SK. In vitro screening for the tumoricidal properties of international
. medicinal herbs. Florida A & M University T, editor. Florida EE.UU: Facultad de
Farmacia y Ciencias Farmacéuticas; 23 Marzo 2009.

22 Khazir J, Mir BA, Pilcher LA, Riley DL. Role of plants in anticancer drug
. discovery', Phytochemistry Letters, vol. 7, pp. 173-181.; Febrero 2014.

23 Departamento de Farmacología UdB. Brussels sprouts: an exceptionally rich
. source of ambiguity for anticancer strategies. Italia.; 1998 Oct.

24 Cragg GM ND. Discovery and development of antineoplastic agents from
. natural sources. Maryland, Estados Unidos.: Natural Products Branch, Instituto
Nacional del Cáncer, Centro de Investigación y Desarrollo del Cáncer
Frederick; 1999.

25 Zavala D, Quispe Mauricio AP, Posso M, Rojas J, Vaisberg A. Efecto citotóxico
. de Physalis peruviana (capulí) en cáncer de colon y leucemia mieloide crónica.
674283289th ed. Lima, Perú; 2006.

26 Lic. Dayami Laza Loaces LIRLyLGSC. Descubrimiento y desarrollo de agentes
. anticancerígenos derivados de plantas medicinales. 83rd ed. La Habana:
Centro de Investigación y Desarrollo de Medicamentos; sep.-dic. 2003.

27 Cragg GM ND. Natural product drug discovery and development. In:
. Phytochemicals in human health protection, nutrition, and plant defense.
Romeo JT(), editor. New York: Kluwer Academic, Plenum Pub; 199.

28 Jimenez Aparicio AR, QFB. López Díaz de. Análisis del RNAm del gen que
. codifica para la enzima escualeno sintasa (sqs) En cultivo de células de
Kalanchoe daigremontiana: Instituto Politécnico Nacional; 2011.

29 Gutiérrez Domínguez MÁyBAY. Plantas medicinales antitumorales. Consuelda
. (Symphytum officnale). Toxicidad de capulín y piracanto. 125th ed. Pública
UAdTySdE, editor. México, Tlaxcala: Congreso de plantas medicinales de
Mexico; 24-30 de junio de 1996.

30 Engin H CI. Treatment of classical Kaposi's sarcoma with visceral involvement
. by weekly paclitaxel. Radiol). CO(C, editor.; 2002 Apr;14.

31 Pamies, Josep. Dulce Revolución. [Online]. Available from:
. https://dolcarevolucio.cat/language/es/kalanchoe-kalanchoe-daigremontiana-
kalanchoe-gastonis-y-kalanchoe-pinnata/.

32 Asamblea mundial de la salud. Guia de Buenas Practicas de Recolección y
. Manufactura de Plantas Medicinales. Santa fe y Buenos Aires :; 2005.

33 Social Mdlp. Decretos y resoluciones sobre regulaciones en Salud y
. medicamentos naturales o con ingredientes naturales. [Online].; 1990-2008..
Available from: Obtenidos en INVIMA:
https://www.invima.gov.co/buscador.html?searchword=decretos&searchphrase
=all.

34 Invima. Documentos Técnicos: listado de plantas medicinales aceptadas con
. fines terapéuticos 18 dic; listado de nuevos ingredientes aceptados para
suplementos dietarios 17 marz. Listado oficial del INVIMA. Instituto de
vigilancia de medicamentos y alimentos, Sala; 18 dic.

35 Principios de ética biomédica, Barcelona, Masson, 1999 (que traduce la 4ª
. edición norteamericana de 1994).

36 Childress TLBaJF. Principles of Biomedical Ethics. 5th ed.: Tribuna Abierta del
. Instituto Borja de Bioètica; septiembre _diciembre 2011.

37 Invima. Listado de Plantas Medicinales Aceptadas con Fines Terapéuticos.
. [Online].; 18 Diciembre 2015 [cited 2012 Enero 20. Available from:
https://www.invima.gov.co/images/pdf/salas-especializadas/productos-
naturales/2015/ListadodePlantasdiciembre2015publicar.pdf.

38 Manrique Cabrera, L. Extracción y purificación de glicósidos presentes en
nerium oleander y thevetia peruviana por UPLC acoplado a espectrometría de
masas a partir del material vegetal. Cali, Colombia 2015

ANEXOS

Anexo 1. Encuesta

1. **¿Está utilizando o ha utilizado la planta ojaransin (kalanchoe)?**
   Si __   No __

2. **¿Para que utiliza esta planta?**

3. **¿Por medio de quien tuvo conocimiento sobre las propiedades de esta planta?**
   Familiar __   Amigo __   Vecino __   Otros: internet, revistar, radio ___

4. **¿Dónde consigue la planta?**

5. **¿Qué parte de la planta utiliza?**

   Hojas __   Raíces __   Tallo __   flores __

6. **¿Como la consume?**

   Fresca sola __ Deshidratada ___ En ensaladas __ En jugo licuada ___

   En otra preparación ___

7. **¿Con que frecuencia consume esta planta?**
   a) *¿Diariamente? ___ ¿Cuántas veces? __*
   b) *Ocasionalmente ___ ¿Cada cuánto tiempo?*

8. **¿Qué cantidad de la planta utiliza?**

9. **¿Como supo sobre la cantidad o dosis a utilizar de la planta?**

10. **¿Utiliza una balanza para pesar la cantidad de planta?**
    Si __   No __

11. **¿Cree que la cantidad que consume en cada dosis siempre sea la misma?**
    Si __   No__

12. **¿Ha sufrido algún tipo de problemas de eventos adversos o toxicidad que le produzca el consumo de esta planta?**
    Si __   No __

13. **¿Le gustaría utilizar una dosis más segura y uniforme en cuanto a cantidad, si existiese una preparación en capsulas?**

    Si __   No __/

Anexo 2.Determinación del % de Humedad en hojas frescas de Kalanchoe deshidratadas y molidas.

Viernes 11 de Enero del 2019

CERTIFICADO DE ANALISIS
VERSION No. 00

No. O.T. 0000038
Cliente: 31539345 ANDREA GALEANO
Dirección: CALLE 2A # 64A-15 CASCADAS
Ordenador: ANDREA GALEANO
Teléfonos: 318-845-01-61
E-mail: andreajs2027@hotmail.com

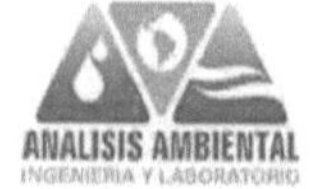

Página 1 de 1

Lugar Muestreo:	PLANTA
Muestra:	OTROS
Datos de la Muestra:	OJARANSIN KALANCHOE
Muestreador:	EL CLIENTE
Empaque:	BOLSA SELLOPACK
Fecha Recepción:	Viernes 4 de Enero del 2019
Fecha Ensayo desde:	Viernes 4 de Enero del 2019 Hasta: Miércoles 9 de Enero del 2019

Norma   OTROS   Para Muestra Codificada   OTROS

Análisis	Método	Resultado	Expresado En	Valor Máximo
HUMEDAD	NTC 5167	95,02	%	

(●) Análisis Subcontratado   (Δ) Análisis Acreditado

Personal que intervino en la realización de los análisis:
Analista Stephanie Mosquera

LOS ANTERIORES RESULTADOS SON VALIDOS UNICAMENTE PARA LA MUESTRA ANALIZADA.
Este Informe no puede reproducirse parcialmente sin la aprobación por escrito de ANALISIS AMBIENTAL.

DIEGO FERNANDO FRANCO M.
QUIMICO MT-PQ 1960
DIRECTOR TÉCNICO LABORATORIO

Anexo 3.Determinación del % de Humedad en el polvo de las hojas de Kalanchoe deshidratadas y molidas.

Viernes 11 de Enero del 2019

CERTIFICADO DE ANALISIS
VERSION No. 00

No. O.T. 0000039
Cliente: 31539345 ANDREA GALEANO
Dirección: CALLE 2A # 64A-15 CASCADAS
Ordenador: ANDREA GALEANO
Teléfonos: 318-845-01-61
E-mail: andreajs2027@hotmail.com

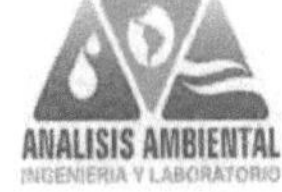

Página 1 de 1

Lugar Muestreo:	PULVERIZADA		
Muestra:	OTROS		
Datos de la Muestra:	OJARANSIN KALANCHOE		
Muestreador:	EL CLIENTE		
Empaque:	BOLSA SELLOPACK		
Fecha Recepción:	Viernes 4 de Enero del 2019		
Fecha Ensayo desde:	Viernes 4 de Enero del 2019	Hasta:	Miércoles 9 de Enero del 2019
Norma OTROS		Para Muestra Codificada OTROS	

Análisis	Método	Resultado	Expresado En	Valor Máximo
HUMEDAD	NTC 5167	10,17	%	

(●) Análisis Subcontratado   (Δ) Análisis Acreditado

Personal que intervino en la realización de los análisis:
Analista Stephanie Mosquera

LOS ANTERIORES RESULTADOS SON VALIDOS UNICAMENTE PARA LA MUESTRA ANALIZADA.
Este Informe no puede reproducirse parcialmente sin la aprobación por escrito de ANALISIS AMBIENTAL.

DIEGO FERNANDO FRANCO M.
QUIMICO MT-PQ 1960
DIRECTOR TÉCNICO LABORATORIO

Anexo 4.Secuencia fotográfica del proceso.

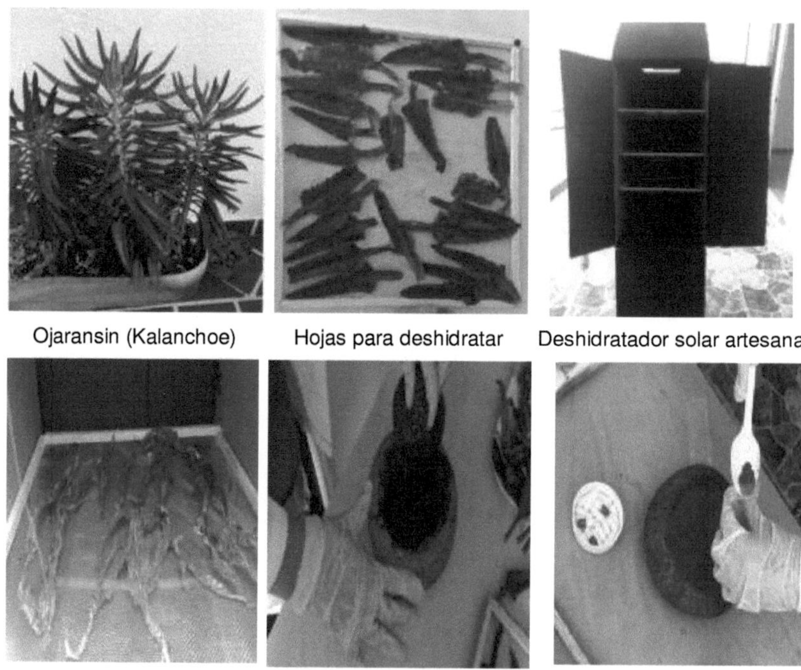

| Ojaransin (Kalanchoe) | Hojas para deshidratar | Deshidratador solar artesanal |
| Hojas deshidratadas | Maceración – Molienda | Hojas en polvo |

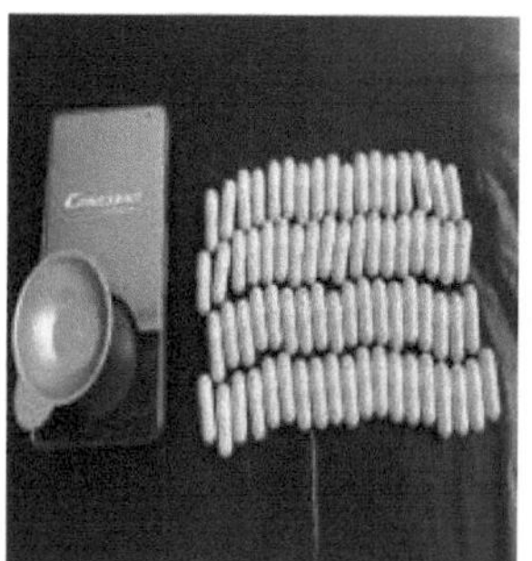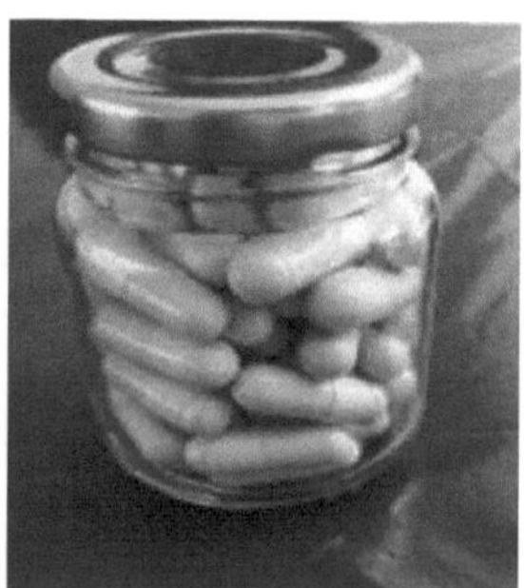

Presentación en capsulas de gelatina

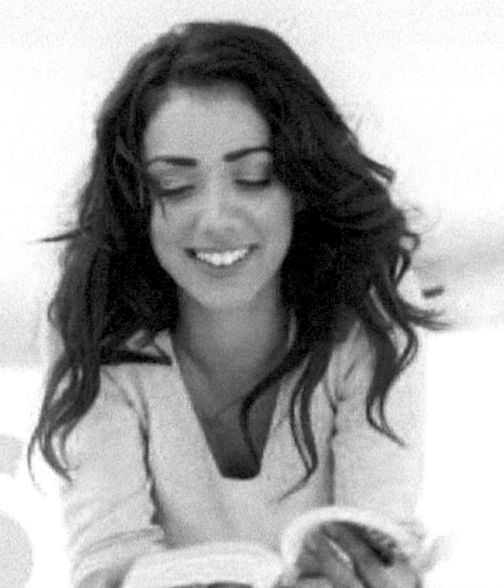

I want morebooks!

Buy your books fast and straightforward online - at one of world's fastest growing online book stores! Environmentally sound due to Print-on-Demand technologies.

Buy your books online at
www.morebooks.shop

¡Compre sus libros rápido y directo en internet, en una de las librerías en línea con mayor crecimiento en el mundo! Producción que protege el medio ambiente a través de las tecnologías de impresión bajo demanda.

Compre sus libros online en
www.morebooks.shop

KS OmniScriptum Publishing
Brivibas gatve 197
LV-1039 Riga, Latvia
Telefax: +371 686 204 55

info@omniscriptum.com
www.omniscriptum.com

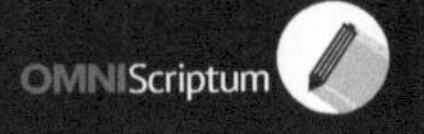

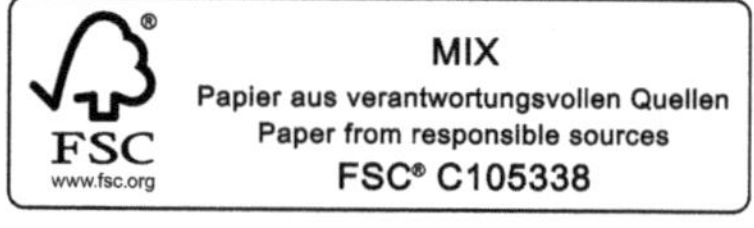

Printed by Books on Demand GmbH, Norderstedt / Germany